AF500348

FACULTÉ DE MÉDECINE DE LILLE

COURS D'HISTOLOGIE.

DÉVELOPPEMENT
DU
TISSU OSSEUX

LEÇON DE

Mr F. TOURNEUX,

Recueillie par Mr Ch. LEGAY, Préparateur du Cours.

Extrait du *Bulletin Scientifique du département du Nord*,
(2e série, 4e année, Nos 8-9).

PARIS.
Octave DOIN, Éditeur,
8, Place de l'Odéon.

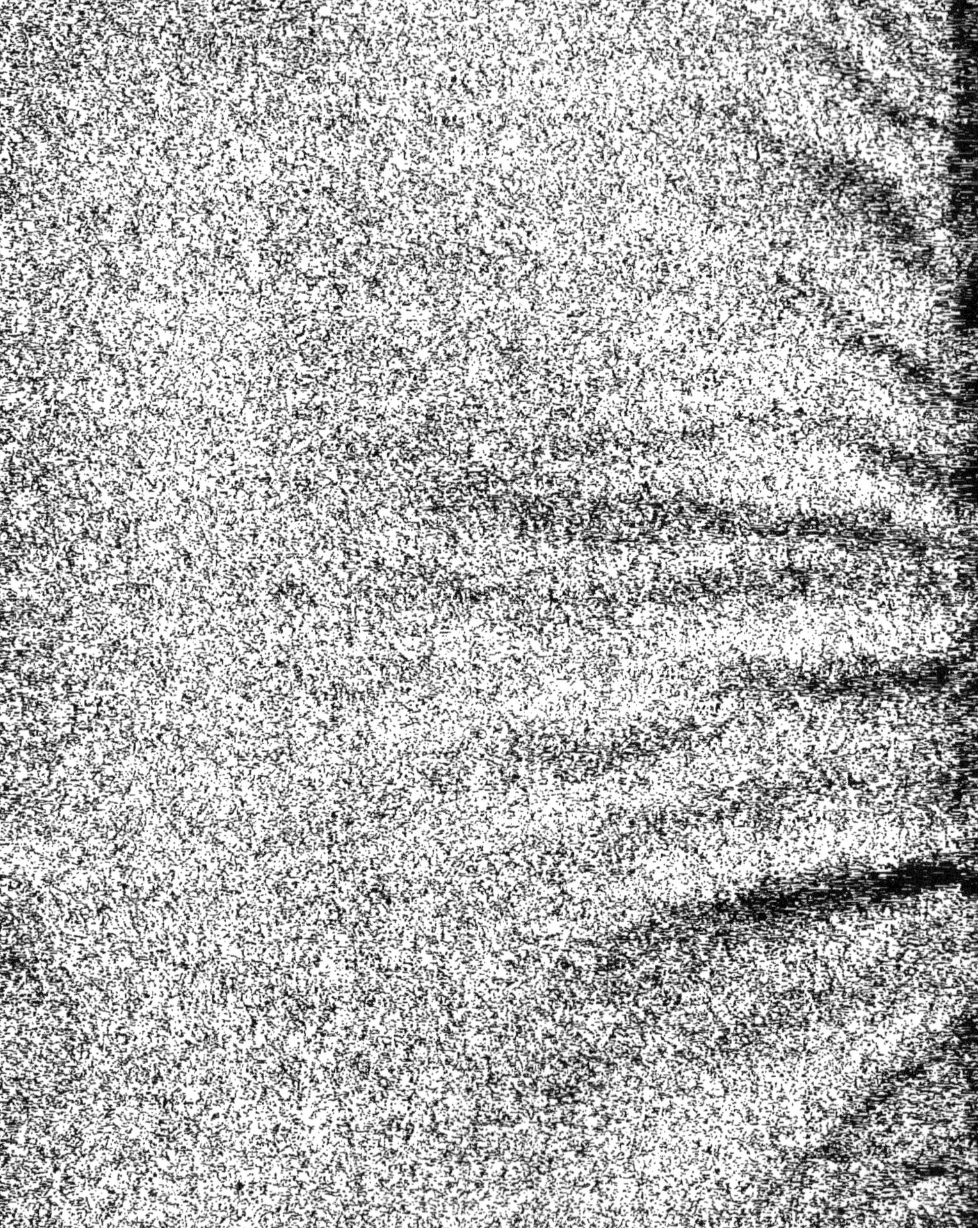

FACULTÉ DE MÉDECINE DE LILLE.

COURS D'HISTOLOGIE.

DÉVELOPPEMENT DU TISSU OSSEUX

Leçon de M. F. TOURNEUX,
Recueillie par M. Ch. LEGAY, Préparateur du Cours.

L'étude du développement du tissu osseux est, sans contredit, une des parties les plus délicates de l'histogénie. Nous voyons, en effet, apparaître la substance osseuse, à la fois dans le tissu lamineux et dans le tissu cartilagineux ; de plus, dans quelques os précédés de cartilage, à mesure que l'ossification progresse, on observe en même temps un accroissement interstitiel du cartilage qui vient compliquer l'observation. Aussi, la plupart des auteurs ont-ils cru devoir distinguer deux procédés différents d'ossification, suivant que l'os succède ou non à un cartilage préformé. J'espère arriver, Messieurs, à vous démontrer qu'il n'y a, en réalité, qu'un mode unique, et que la seule différence consiste dans la manière dont se comportent les tissus au sein desquels se dépose la substance osseuse.

Je commencerai par vous décrire l'ossification en général, indépendamment du tissu où elle se produit. Je vous indiquerai les conditions qui provoquent le premier dépôt de la substance fondamentale des os, et la manière dont certains éléments cellulaires se trouvent emprisonnés dans cette substance (cellules osseuses) ; puis passant successivement en revue l'ossification dans le tissu lamineux et dans le tissu cartilagineux, je vous montrerai comment la substance osseuse se substitue peu à peu aux éléments de ces tissus, comment se forment les cavités aréolaires du tissu spongieux et la moelle qui les remplit, comment, enfin, dans les os longs, se développent les systèmes de lamelles concentriques connus sous le nom de systèmes de Havers.

I.

OSSIFICATION EN GÉNÉRAL.

Ostéoblastes. — Substance fondamentale osseuse. — Ostéoplastes et canalicules osseux. — Cellules osseuses.

Dans une de nos dernières leçons, à propos du développement du tissu cartilagineux, j'ai insisté sur ce point que la substance fondamentale du cartilage (cartilagéine) était toujours précédée par de petites cellules sphériques, tassées les unes contre les autres, que nous avons désignées sous le nom de *chondroblastes*, et que certains auteurs, à tort ou à raison, ont considérées comme les éléments générateurs de cette substance. C'est entre ces cellules que se dépose la cartilagéine, sous forme de minces cloisons homogènes, qui augmentent peu à peu d'épaisseur et finissent par isoler complétement les cellules les unes des autres. Les cavités de la substance fondamentale du cartilage portent le nom de *chondroplastes*, les cellules incluses (anciens chondroblastes), celui de *cellules cartilagineuses*.

De même, la substance fondamentale osseuse (osséine combinée chimiquement à des sels calcaires), qu'elle se produise dans le tissu lamineux ou dans le tissu cartilagineux, apparaît toujours au contact de certains éléments cellulaires signalés pour la première fois par Gegenbauer (1864), et portant depuis cet auteur le nom d'*ostéoblastes* (tissu *ostéogène* de H. Müller). Ce sont de petites cellules polyédriques, assez régulières, sans prolongements et dont le corps cellulaire est chargé de fines granulations qui peuvent masquer entièrement le noyau; leur diamètre varie de 20 à 25 μ.

Supposons pour fixer les idées, deux rangées parallèles et plus ou moins continues d'ostéoblastes, et, entre ces deux rangées, une lamelle osseuse en voie d'évolution. La lamelle osseuse dont l'épaisseur augmente continuellement, tend à refouler les deux séries d'ostéoblastes. Mais, dans cet accroissement, il arrive que quelques-uns de ces éléments s'attardent, pour ainsi dire, et se laissent peu à peu déborder par la substance osseuse qui finit par les emprisonner de toutes parts. Ainsi se forment au sein de cette substance de petites cavités désignées sous le nom d'*ostéoplastes*, et qui renferment chacune une *cellule osseuse* (1).

La forme des cavités osseuses ne reproduit pas toutefois exactement celle des ostéoblastes à l'état de liberté. Dès leur apparition, on constate que ces cavités sont étoilées, et de plus, que de fins prolongements se détachent de chacun de leurs angles, s'enfoncent dans la substance osseuse, s'y ramifient et s'anastomosent entre eux ainsi qu'avec les prolongements émanés des cavités voisines. Ce sont les *canalicules osseux*.

Cette disposition m'amène à vous rappeler brièvement la constitution propre de la substance fondamentale des os. Je vous ai fait remarquer que cette substance était formée d'une série de lamelles parallèles, et que, dans quelques cas, comme à la face interne des os longs, ces lamelles paraissaient elles-mêmes résulter de la juxtaposition de fibrilles osseuses (2). Les canalicules osseux seraient par suite des vides ménagés entre ces différentes fibrilles dès leur apparition, c'est-à-dire dès le premier dépôt de la substance osseuse.

Et de fait, les lamelles osseuses en développement, alors même qu'elles ne renferment encore aucune cellule, présentent déjà à leur surface de légères échancrures qui se prolongent sous forme de fines stries dans leur épaisseur, et qui répondent manifestement à l'ori-

---

(1) Quelquefois, comme le fait s'observe chez un grand nombre de poissons, aucun élément cellulaire n'est englobé par la substance osseuse qui se montre entièrement dépourvue d'ostéoplastes et de canalicules osseux (substance ostéoïde, Kölliker ; substance spiculaire, G. Pouchet).

(2) Voy. Ebner, *Ueber den feineren Bau der Knochensubstanz*, *Sitz. d. kais. Acad. d. Wissensch.* Wien 1876. Cette constitution fibrillaire de la substance osseuse s'observe particulièrement bien après l'action de l'acide osmique concentré.

gine des canalicules osseux. Ce sont ces légères excavations de la surface qui, dans l'englobement des ostéoblastes, donnent à la cavité qui les contient sa forme étoilée caractéristique.

Une fois emprisonnés dans la substance osseuse, les ostéoblastes primitivement polyédriques ne tardent pas à se modifier. Leurs angles s'accentuent, et s'engagent dans les dépressions des ostéoplastes, sans qu'on puisse constater dès le début si les saillies de ces éléments se poursuivent à l'intérieur des canalicules osseux. La cellule osseuse semble ainsi se mouler sur la face interne de l'ostéoplaste qu'elle remplit complétement ; elle est étoilée. Plus tard, par suite de la production croissante d'un liquide ou d'un gaz en un point de sa surface, la cellule osseuse se trouve refoulée contre la paroi opposée de l'ostéoplaste et, de plus, envoie manifestement des prolongements de sa substance dans les canalicules adjacents.

On peut aisément se rendre compte de ces différentes modifications sur des pièces traitées par l'acide osmique concentré, et décalcifiées ensuite par l'acide formique au centième (1). La cellule osseuse se présente alors comme une mince lame cellulaire tapissant la face interne de l'ostéoplaste dans une étendue variable; et dont se détachent en dehors de fins prolongements qui pénètrent dans les canalicules osseux. Le reste de la cavité osseuse est occupé par un liquide ou par un gaz (Klebs) dont la composition chimique ne paraît pas nettement déterminée.

En résumé, la cellule osseuse passe par trois phases distinctes. Polyédrique à l'état d'ostéoblaste, elle devient étoilée dès son englobement par la substance osseuse, puis s'excave et s'aplatit, en même temps que par sa surface en rapport avec les canalicules osseux,

(1) Voy. F. Tourneux, *Sur les applications de l'acide osmique concentré à l'étude des cellules osseuses* (*Bulletin scientifique du Nord*, 1881, n° 4).

elle donne naissance à de fins prolongements cellulaires.

Revenons à notre lamelle osseuse en voie de formation entre deux couches d'ostéoblastes. Elle augmente progressivement d'épaisseur, englobant quelques ostéoblastes, refoulant les autres à sa périphérie. L'accroissement de cette lamelle paraît tenir exclusivement à un dépôt successif de couches nouvelles qui recouvrent les anciennes. Il ne semble pas, du moins dans la grande majorité des cas, qu'à cet accroissement périphérique vienne se combiner un accroissement interstitiel, c'est-à-dire un écartement des parties déjà existantes. La distance qui sépare deux ostéoplastes est en effet sensiblement la même, qu'on l'envisage sur des os en cours de développement ou au contraire sur des os adultes (1).

Ce qui prouve bien le rôle que jouent les ostéoblastes dans la production de la substance osseuse, c'est que cette substance cessera de s'accroître, dès que tous les ostéoblastes qui la recouvrent auront été englobés, ou se seront transformés en cellules médullaires. La disparition de ces éléments entraîne toujours la cessation du dépôt et de la substance osseuse.

Un phénomène inverse de celui que je viens de vous signaler, peut également se produire, c'est-à-dire que des lamelles osseuses déjà développées peuvent se résorber graduellement et même finir par disparaître. Cette résorption débute toujours à la périphérie des lamelles, et coïncide avec l'apparition d'éléments nouveaux plus volumineux que les ostéoblastes et à noyaux multiples, identiques aux myéloplaxes de la moelle des os. Quelques auteurs, Loven, Kölliker, etc.,

---

(1) Cette distance doit être mesurée du centre des deux ostéoplastes, et non à partir de leurs bords Les dimensions des cavités osseuses diminuent, en effet, légèrement avec l'âge, par suite d'une nouvelle production de substance osseuse à la périphérie des cellules. Waldeyer, Stieda, J. Wolff, etc. ont admis, dans ce cas, une différenciation de la couche superficielle des cellules, qui se transformerait directement en substance osseuse.

ont fait jouer un certain rôle à ces éléments dans la résorption des couches osseuses. Ils ont admis que ces *ostéoclastes* (c'est le nom qui leur a été donné) jouissaient de la propriété de térébrer la substance osseuse, et de la faire disparaître par une véritable action mécanique. Sans vouloir entrer ici dans toute la discussion de cette théorie, je me contenterai de vous rappeler qu'on rencontre des éléments analogues dans la moelle adulte, au contact de la substance osseuse, sans que ces éléments y déterminent aucun phénomène de résorption.

II.

OSSIFICATION DANS LE TISSU CONJONCTIF
(Ossification directe).

Tissu spongieux. — Aréoles médullaires.
Tissu osseux compacte. — Systèmes de Havers.

Les os qui se développent directement dans le tissu conjonctif sans être précédés d'un cartilage, sont relativement peu nombreux. Ce sont la plupart des os de la voûte crânienne, les pariétaux, le frontal, la portion écailleuse des temporaux, la partie supérieure de l'occipital et tous les os de la face, sauf le vomer. On a prétendu que le tissu dans lequel se déposait la substance osseuse était presque exclusivement formé de faisceaux lamineux, et pouvait par suite être assimilé à un véritable tissu fibreux. Ce fait qui peut s'appliquer à quelques os de la voûte du crâne (pariétal), ne saurait être établi en règle générale. L'observation montre au contraire que les *premiers points osseux* représentant les os de la face, apparaissent dans un tissu cellulaire lâche composé de faisceaux lamineux diversement entrecroisés et séparés par une matière amorphe abondante englobant des vaisseaux et de nombreux éléments cellulaires. C'est à la surface des faisceaux lamineux que vont se grouper les premiers ostéoblastes, sous forme d'une couche plus ou moins régulière dont l'aspect rappelle en certains endroits celui d'un revêtement épithélial. Aussi la substance osseuse se déposera-t-elle le long même de ces faisceaux lamineux qui lui servent ainsi de *travées directrices*. Quelques-uns de ces faisceaux, complètement emprisonnés, pourront se résorber dans la suite, et être progressivement remplacés par de la substance osseuse, d'autres persisteront en partie, subiront quelques modifications chimiques, et formeront les *fibres perforantes* ou *radiaires de Sharpey* (1).

Les premières lamelles osseuses ainsi développées à la surface des travées lamineuses directrices, sont d'abord isolées les unes des autres ; mais, par suite de leur accroissement en longueur et de leur direction, elles ne tardent pas à se rencontrer sous des angles divers, et à s'unir intimement aux points de contact. Il en résulte la production d'une sorte de tissu caverneux ou *spongieux* dont les cloisons incomplètes sont représentées par les lamelles osseuses, et dont les excavations ou aréoles communiquent toutes les unes avec les autres. Ce tissu spongieux tend à s'accroître continuellement par adjonction de nouvelles lamelles à sa périphérie.

Primitivement, toutes les cavités aréolaires sont sensiblement de mêmes dimensions, mais plus tard quelques cloisons se résorbent dans les parties centrales de l'os, et augmentent ainsi le diamètre des excavations osseuses. Au contraire, dans les couches superficielles de l'os, de nouvelles lamelles osseuses se déposent à la face interne

(1) Un exemple très-net de la transformation des fibres lamineuses en fibres de Sharpey nous est fourni par l'ossification des tendons chez les gallinacés (voy. Lieberkühn, *Die Ossification des Sehnengewebes*, *Arch. Reichert et du Bois-Reymond*, 1860 ; Ranvier, *Traité technique d'Histologie*, p. 455). La substance osseuse se dépose sous forme de travées pourvues d'ostéoplastes dans les minces cloisons lamineuses qui séparent les faisceaux tendineux, mais en même temps, la substance collagène de ceux-ci s'est modifiée. C'est ainsi que ces faisceaux ne reprennent plus leur flexibilité primitive, après la décalcification, et qu'ils ne se laissent plus décomposer en fibrilles élémentaires.

des aréoles, s'emboîtent régulièrement les unes dans les autres, et constituent des sortes de systèmes indépendants à lamelles concentriques désignés sous le nom de *systèmes de Havers*. Les cavités aréolaires persistent toutefois au centre de ces systèmes sous forme de conduits cylindriques anastomosés les uns avec les autres, et renfermant un ou plusieurs vaisseaux sanguins. Ce sont les *conduits de Havers*. Dans les os longs et par suite du mode de développement propre à ces os dont je vous entretiendrai tout à l'heure, les systèmes de Havers, de forme assez régulièrement cylindrique, affectent une direction longitudinale avec de petits systèmes anastomotiques transversaux ou obliques. Ici, au contraire, comme dans la table externe du pariétal, les systèmes de Havers sont diversement contournés, mais restent, en général, parallèles à la surface de l'os. Ils ne renferment pas trace de fibres de Sharpey.

Le tissu osseux *compacte* résulte donc d'une modification du tissu spongieux dont les aréoles se sont peu à peu comblées par un dépôt intérieur de nouvelles couches osseuses.

Le tissu conjonctif qui remplissait au début les aréoles du tissu spongieux subit en même temps des modifications profondes. Les ostéoblastes qui n'ont pas été englobés par la substance osseuse, se multiplient et donnent naissance à de nombreux éléments cellulaires qui envahissent peu à peu toute l'aréole. Ce sont les *médullocelles*, éléments caractéristiques de la *moelle des os*. Il m'est impossible de vous décrire ici toutes les modifications ultérieures de ce tissu, non plus que l'apparition d'éléments plus volumineux connus sous le nom de *myéloplaxes* (Ch. Robin), et qui, de même que les médullocelles, paraissent résulter d'une transformation des ostéoblastes primitifs.

Développement de la dentine. Odontoblastes et fibres dentaires. Canalicules de la dentine.

De même que la substance osseuse dont elle offre la

composition chimique, la dentine est précédée par l'apparition d'éléments spéciaux qui se disposent en couche continue à la périphérie du bulbe dentaire (*odontoblastes, cellules de la dentine.*) Chacun de ces éléments affecte la forme d'une sorte de poire dont la partie renflée qui contient le noyau, regarde le centre du bulbe, et dont la queue effilée, parfois bifurquée à son extrémité, est dirigée vers l'extérieur. C'est entre les prolongements périphériques de ces cellules (*fibres dentaires* de Ch. Tomes) qu'on voit se déposer la première couche de dentine. En même temps les fibres dentaires s'allongent, une nouvelle couche de dentine s'ajoute à la partie inférieure de la première, et ainsi de suite, sans que le corps même des odontoblastes soit jamais englobé (1).

La substance de la dentine se trouvera ainsi creusée d'une série de *canalicules* répondant aux fibres dentaires, et disposés à la manière de rayons divergents à la surface du bulbe dentaire.

Tableau représentant le parallélisme de la descendance des éléments cellulaires du cartilage, de l'os et de la dentine :

Cellules du feuillet moyen.

Chondroblastes	Ostéoblastes	Odontoblastes
Cellules cartilagineuses.	Cellules osseuses.	Cellules de la dentine

III.

OSSIFICATION DANS LE TISSU CARTILAGINEUX.
(Ossification enchondrale).

1° *Modifications du cartilage.*

Avant d'être pénétré par la substance osseuse, le tissu cartilagineux subit certaines modifications de structure

(1) Les dimensions des odontoblastes seront ainsi en rapport avec l'épaisseur même de la couche de dentine. Il faudra, par suite, choisir pour leur étude les embryons d'animaux à dents volumineuses, comme ceux de cheval ou de bœuf.

sur lesquelles je dois tout d'abord appeler votre attention. Les chondroplastes s'arrondissent, augmentent de dimensions, tandis que les cellules cartilagineuses incluses reviennent au contraire sur elles-mêmes, se ratatinent (stade de *dégénérescence* ou de *flétrissement*). L'espace laissé libre entre ces éléments et la face interne des chondroplastes se remplit d'une substance molle, hyaline, dont l'indice de réfraction se rapproche beaucoup de celui de l'eau. Plus tard, des granulations calcaires se déposent dans la substance fondamentale interposée aux différents chondroplastes, et lui donnent un aspect grenu caractérisque (stade de *calcification*).

2° *Ossification.*

Lorsque le cartilage envisagé s'est ainsi modifié, on voit se déposer en un point de sa surface, au contact d'ostéoblastes développés au-dessous du périchondre (futur périoste), une première couche osseuse. Cette couche tend à s'accroître latéralement et à recouvrir peu à peu toute la surface du cartilage, mais en même temps des anses vasculaires tapissées d'ostéoblastes se détachent du périoste, perforent la paroi des chondroplastes agrandis et pénètrent dans leur cavité. Les ostéoblastes qui accompagnent les vaisseaux sanguins se multiplient rapidement à l'intérieur des chondroplastes, et ne tardent pas à les combler entièrement (*cordons médullaires*). Ils y déterminent, comme partout ailleurs, le dépôt de couches osseuses qui vont s'appliquer contre les cloisons cartilagineuses. Le tissu cartilagineux se transforme ainsi peu à peu en un tissu osseux spongieux, dont les aréoles ou espaces médullaires répondent aux chondroplastes primitifs, et dont les cloisons contiennent, en leur partie centrale, une lamelle de substance cartilagineuse calcifiée.

Vous voyez, en somme, que l'ossification enchondrale ne diffère pas sensiblement de l'ossification dans le tissu lamineux, si ce n'est que les travées lamineuses direc trices sont ici représentées par des travées cartilagineuses. Telle n'est pas cependant l'opinion généralement admise (1). La plupart des auteurs contemporains (H. Müller, Kölliker, Landois, Gegenbauer, Ranvier, Waldeyer, Brunn, Leboucq, etc.), tout en rejetant dans son ensemble l'ancienne théorie de la transformation directe du tissu cartilagineux en tissu osseux, croient néanmoins pouvoir faire dériver les ostéoblastes des cellules cartilagineuses. Ils pensent que ces dernières ne disparaissent pas, lors de l'éventration des chondroplastes par les cordons ou bourgeons médullaires, mais qu'elles subissent une sorte de retour à un état primitif, qu'elles redeviennent *embryonnaires*, se multiplient et donnent naissance aux ostéoblastes, aussi bien qu'aux cellules de la moelle des os. Mais aucun des auteurs précédents n'a indiqué d'une façon précise les différents stades de transition entre ces deux espèces d'éléments. Les cellules cartilagineuses, aux confins de la ligne d'ossification, apparaissent nettement crénelées et ratatinées sur les préparations à l'acide osmique, et se colorent difficilement par les réactifs, tandis que les ostéoblastes des espaces médullaires sont des éléments jeunes, actifs, fixant avec énergie les substances colorantes. L'ensemble des caractères de ces derniers éléments tendrait plutôt à les rapprocher des ostéoblastes situés au-dessous du périoste, et à leur assigner une origine commune, ainsi que je vous l'ai décrit (2).

---

(1) La passivité des éléments cartilagineux dans l'ossification a été soutenue en Allemagne par MM. Stieda (1872), Strelzoff (1873), Steudener, Thierfelder, Julius Wolff (1875), etc. ; en France, par MM. Robin, Pouchet et Tourneux, *Précis d'histologie humaine et d'histogénie* (1878), O. Cadiat, *Traité d'anatomie générale* (1879), et récemment par M. Ch. Rémy dans sa thèse d'agrégation : *Développement des tissus cartilagineux et osseux*, Paris, 1880.

(2) Il convient d'ajouter toutefois que les ostéoblastes des cordons médullaires sont de dimensions plus réduites que ceux du périoste ou des lamelles osseuses dans l'ossification directe. Ce fait, déjà signalé par Stieda, pourrait s'expliquer par une prolifération plus active, les éléments des premiers cordons médullaires devant fournir à toutes les cavités de l'os endochondral.

Lorsque l'ossification débute par le centre du cartilage, comme cela a lieu pour le corps des vertèbres et les épiphyses des os longs, elle est toujours précédée par la pénétration de vaisseaux capillaires dans la substance fondamentale du cartilage, entraînant avec eux des éléments du tissu lamineux dont quelques-uns se transformeront en ostéoblastes. Toutefois, le dépôt de la substance osseuse ne suit pas immédiatement la pénétration des vaisseaux ; c'est ainsi que certains cartilages épiphysaires se vascularisent dès le deuxième mois de la vie intra-utérine, tandis que leurs points d'ossification n'apparaîtront qu'après la naissance.

3° *Accroissement du cartilage.*

L'ossification enchondrale se complique généralement d'un accroissement du cartilage qui, au fur et à mesure qu'il est envahi par l'une de ses extrémités, augmente de l'autre. Cet accroissement peut se faire de deux façons différentes, soit par apposition de nouvelles couches à la surface du cartilage déjà existant (*accroissement périphérique*), soit par une multiplication des éléments dans l'épaisseur même de ce cartilage (*accroissement interstitiel*). Le premier mode ne nous offre rien de spécial, les nouvelles couches cartilagineuses subissant au voisinage de la limite osseuse (*ligne d'ossification*), les mêmes modifications que le cartilage primitif. Au contraire, dans l'accroissement interstitiel, les cellules cartilagineuses se multiplient à une certaine distance de la ligne d'ossification, et donnent naissance à des séries cellulaires qui, lorsque l'accroissement s'est fait dans un seul sens, comme dans les os longs, sont parallèles entre elles, et, en même temps, perpendiculaires à la ligne d'ossification (*rivulation du cartilage*, Broca; *cartilage sérié*, Ranvier).

A mesure qu'on se rapproche de la limite osseuse, on retrouve les modifications que je vous ai indiquées précédemment, c'est-à-dire l'agrandissement des chondroplastes, le flétrissement des cellules cartilagineuses et la calcification de la substance fondamentale.

Quant au dépôt de la substance osseuse, il a toujours lieu à la surface des travées cartilagineuses contre lesquelles viennent s'appliquer les ostéoblastes. Dans le cartilage sérié, les vaisseaux capillaires précédant l'ossification, éventrent suivant leur longueur les séries de chondroplastes étagés les uns au-dessus des autres. Les travées cartilagineuses persistantes seront donc ici les cloisons interposées aux séries de chondroplastes.

IV.

DÉVELOPPEMENT DES OS LONGS.

Je viens de vous décrire successivement l'ossification dans le tissu conjonctif et dans le tissu cartilagineux. Nous allons rechercher maintenant comment ces deux modes d'ossification se combinent dans le développement des os longs.

Historique. — L'étude du développement des os longs et surtout de leur mode d'accroissement a depuis longtemps occupé les anatomistes. Déjà en 1742, Duhamel, ingénieur naval et anatomiste tout à la fois, arrivait à conclure d'une série d'expériences entreprises avec la garance, que les os s'accroissaient en épaisseur par *apposition* de lamelles déposées sous le périoste, et non par un écartement, un accroissement interstitiel des parties déjà formées. Duhamel avait remarqué que la racine de garance, introduite dans la nourriture de jeunes animaux, jouissait de la propriété de colorer la surface des os en rouge. Si l'on supprimait ensuite l'usage de la garance pendant un un certain temps, les os redevenaient blancs extérieurement ; mais, en les fracturant, on retrouvait dans leur profondeur une couche rosée qui s'était produite pendant l'alimentation à la garance. Enfin, la garance, administrée à des intervalles réguliers, déterminait dans l'os la superposition de couches alternativement roses et blanches.

D'autre part, si l'on entoure le fémur d'un jeune pigeon d'un anneau métallique (un fil d'argent, par exemple), cet anneau se trouve peu à peu enveloppé par les couches osseuses de formation nouvelle ; et même, au bout d'un temps suffisamment long, finit par tomber à l'intérieur du canal médullaire.

Hunter, dans un mémoire publié en 1780, confirma en tous points les résultats obtenus par Duhamel, et indiqua de plus que le canal médullaire résultait d'une résorption progressive des lamelles osseuses centrales. Il donna à ce phénomène, qui a pour conséquence la forme définitive de l'os, le nom de *résorption modelante*. Les expériences de Duhamel et de Hunter reprises dans notre siècle par Flourens (1845), Joly (1864), Kölliker, Lieberkühn (1867), Schweigger-Seidel, Philipeaux et Vulpian (1870), Ollier (1873), aboutirent à des résultats identiques (1).

L'allongement des os se fait de même par apposition de couches nouvelles aux deux extrémités du cylindre osseux déjà constitué. Pour démontrer ce fait, Ollier enfonce dans la diaphyse du fémur d'un jeune lapin deux petits clous d'argent, dont il mesure exactement la distance. L'animal grandit, et, quand on vient à le sacrifier, on constate que la distance des deux clous n'a pas varié.

Nous allons voir maintenant que ces données physiologiques concordent avec l'examen des faits anatomiques.

1° *Premier point d'ossification.*

Les os longs sont primitivement représentés par un cartilage auquel on peut considérer comme à l'os adulte

(1) Quelques observateurs (Hermann Mayer, 1867, Julius Wolff, 1869, Strelzoff, etc), tout en reconnaissant que l'apposition joue le principal rôle dans l'accroissement des os, admettent en même temps un certain accroissement interstitiel.

dont il reproduit sensiblement la forme, une portion moyenne cylindrique ou *diaphyse,* et deux extrémités plus ou moins renflées ou *épiphyses*. Ce cartilage est enveloppé par une couche de tissu lamineux dense, à fibres longitudinales, qui deviendra le périoste, et que, pour faciliter notre description, nous appellerons ainsi dès le début. C'est au-dessous de cette membrane conjonctive, et vers le milieu de la face interne de la diaphyse cartilagineuse, que se fait le premier dépot de substance osseuse au contact d'ostéoblastes développés dans les couches profondes du périoste. Ce dépôt répondra plus tard au point d'entrée de l'artère nourricière dans l'os.

Une fois produit, le *premier point osseux* s'étend latéralement au-dessous du périoste, et ne tarde pas à entourer la diaphyse d'une sorte de virole osseuse (*gaîne osseuse périchondrale*, H. Leboucq), tandis que, d'autre part, il envoie dans la substance cartilagineuse des bourgeons vasculaires couverts d'ostéoblastes, qui éventrent peu à peu les chondroplastes agrandis, et provoquent à leur face interne le dépôt d'une mince couche osseuse. A ce moment, la portion moyenne de la diaphyse est représentée par un cylindre osseux central résultant de l'ossification du cartilage primitif, entouré d'une virole osseuse développée au-dessous du périoste. L'ossification tend ensuite à se propager de chaque côté dans le cartilage, et à se rapprocher de plus en plus des extrémités épiphysaires, en même temps que la virole osseuse s'accroît en longueur et en épaisseur par apposition de couches nouvelles. Il est à remarquer que pour un même niveau, l'ossification des couches profondes du périoste précède toujours l'ossification enchondrale.

Nous allons examiner successivement la marche de l'ossification dans le cartilage et dans le tissu lamineux ambiant.

2° *Ossification enchondrale.*

(Points d'ossification complémentaires, cartilage d'ossification).

Je ne reviendrai pas ici sur les différentes modifications

précédant ou plutôt préparant l'ossification (agrandissement des chondroplastes, flétrissement des cellules cartilagineuses, calcification de la substance fondamentale, etc.), non plus que sur le mode de dépôt des couches osseuses à la surface des travées directrices cartilagineuses.

A mesure que le point d'ossification central s'étend vers les deux extrémités de la diaphyse, celles-ci subissent à la fois un accroissement en longueur et en épaisseur. L'accroissement en largeur de beaucoup le moins prononcé, se fait par une sorte d'envahissement du tissu voisin par la substance cartilagineuse qui englobe sans cesse de nouvelles cellules (accroissement périphérique). Il en résulte que la ligne d'ossification qui marque la limite entre la substance osseuse et la substance cartilagineuse s'élargit continuellement, en se rapprochant des épiphyses. Aussi a-t-on pu comparer la figure représentant l'ensemble des couches osseuses développées par ossification enchondrale à celle d'un sablier.

Quant à l'allongement des extrémités diaphysaires, il est le résultat d'un accroissement interstitiel de la substance cartilagineuse, dont on peut facilement suivre toutes les phases à une petite distance de la ligne d'ossification. Les cellules cartilagineuses se multiplient, mais, comme elles doivent surtout fournir à l'accroissement en longueur du cartilage, leur plan de segmentation est transversal (1). Aussi les séries parallèles de cellules cartilagineuses, dont je vous ai entretenu précédemment à propos de la rivulation du cartilage, sont-elles ici disposées perpendiculairement à la ligne d'ossification, c'est-à-dire que leur grand axe est longitudinal. Les cloisons cartilagineuses qui serviront de travées directrices au dépôt de la substance osseuse, seront, par suite, également longitudinales : de même pour le grand diamètre des aréoles mé-

(1) La disposition en colonnes des cellules cartilagineuses serait due, d'après M. Leboucq, à l'obstacle mécanique que la gaîne osseuse périchondrale oppose à l'extension en largeur du cartilage.

dullaires représentant les cavités des chondroplastes agrandis.

Je vous signale en passant, la présence de matière glycogène dans les cellules cartilagineuses en voie de prolifération (Ranvier, Neumann, Leboucq). Vous comprendrez la raison de cette réserve nutritive par l'éloignement des vaisseaux, et la multiplication rapide de ces éléments. Au voisinage de la ligne d'ossification, toute trace de substance glycogène a disparu.

Les modifications précédentes se poursuivent sans interruption jusque dans les premières années qui suivent la naissance. On voit alors se produire, à des époques variables suivant les os envisagés, des *points d'ossification complémentaires*, au centre des épiphyses. La substance osseuse s'y dépose au pourtour de vaisseaux capillaires qui ont pénétré les cartilages épiphysaires, et qui ont entrainé avec eux des éléments du tissu conjonctif ambiant, dont quelques-uns deviendront des ostéoblastes. La formation de l'os dans la profondeur de ces cartilages ne diffère donc en rien de l'ossification enchondrale de la diaphyse, si ce n'est que le premier point osseux est central au lieu d'être périphérique. Le dépôt des couches osseuses se fait toujours par le même procédé, au contact d'ostéoblastes venus du dehors.

Ces points osseux complémentaires envahissent peu à peu toute la substance cartilagineuse des épiphyses, et tendent ainsi à se rapprocher de la ligne d'ossification diaphysaire. Ils en restent toutefois séparés. du moins pendant un certain temps, par une mince bande de cartilage mesurant au plus un millimètre d'épaisseur et désignée sous le nom de *cartilage de conjugaison* ou *d'accroissement*. L'allongement des os résulte, en effet, de l'accroissement interstitiel de ce cartilage, au fur et à mesure qu'il est pénétré à ses deux extrémités par la substance osseuse. Lorsque ce cartilage a complétement disparu par envahissement, que les épiphyses osseuses se sont soudées au corps de la diaphyse, la croissance de l'os en longueur sera terminée. C'est ce qui se produit de vingt à vingt-cinq ans pour la plupart de nos os longs.

3° *Ossification sous-périostique, périchondrale.*
(Couche ostéogène).

Cette ossification ne diffère pas en somme de l'ossification directe dans le tissu conjonctif. Je vous ai indiqué précédemment comment la couche osseuse qui constituait le premier point d'ossification se développait à la face interne du périoste et à la surface de la diaphyse encore cartilagineuse. D'autres lamelles apparaîtront ainsi successivement en dehors, et formeront, par leur ensemble, un tissu osseux spongieux qui enveloppera de toutes parts l'os enchondral. Comme dans l'ossification directe, ces lamelles se développent au contact d'ostéoblastes que l'on trouve en séries longitudinales dans les couches profondes du périoste, et qui persistent tant que dure l'accroissement de l'os ; elles renferment de même des fibres de Sharpey dans leur épaisseur.

Leur direction dominante est longitudinale, ainsi que celle des faisceaux lamineux du périoste qui leur ont servi de fibres directrices. Quant aux espaces aréolaires limités par ces lamelles, ils affectent une forme cylindrique, et sont de même dirigés pour la plupart suivant la longueur de l'os. Ils communiquent tous entre eux par leurs extrémités, ainsi qu'avec les aréoles médullaires de l'os enchondral.

La diaphyse des os longs chez l'adulte est formée, vous vous en souvenez, d'abord, de deux systèmes de grandes lamelles périphériques tapissant les faces interne et externe de l'os, puis, de petits systèmes cylindriques interposés entre les deux premiers (systèmes de Havers), et enfin, de lamelles intermédiaires qui semblent combler les vides laissés entre eux par les systèmes de Havers. Ces dernières lamelles répondent à l'os spongieux dont je viens de vous entretenir. Les systèmes de Havers n'apparaissent que plus tard par un dépôt successif de couches osseuses à la face interne des aréoles, alors que le tissu lamineux qui les remplissait au début s'est déjà complétement transformé en tissu médullaire. Les grandes lamelles concentriques externes ne se montrent que vers la fin de l'accroissement. Elles se développent aux dépens de la couche profonde du périoste dont elles épuisent les derniers ostéoblastes. Comme dans les lamelles intermédiaires, d'origine également périostique, on y rencontre des fibres de Sharpey, et même chez quelques animaux des fibres élastiques longitudinales (1).

La présence de nombreux ostéoblastes dans la couche profonde du périoste (*cartilage d'envahissement*, Ch. Robin ; *couche ostéogène*, Ollier), pendant toute la croissance de l'os, vous explique comment des lambeaux de cette membrane arrachés sur un jeune animal et transplantés dans un milieu vasculaire (crête d'un coq, par exemple) y déterminent la formation d'un os nouveau (2). Les ostéoblastes emportent avec eux leur propriété fondamentale de produire de la substance osseuse. On peut en dire autant des procédés chirurgicaux de résection et d'amputation sous-périostées, qui consistent à ménager le périoste dans le but de lui faire réparer l'os ou une partie de l'os qu'on enlève. L'étude du développement des os longs que nous venons de faire, vous montre que ces opérations ne pourront être tentées avec fruit que sur de jeunes sujets dont le périoste est encore pourvu d'une couche ostéogène, c'est-à-dire renferme encore des ostéoblastes.

---

(1) D'après M. J. Renaut, *Recherches anatomiques sur le tissu élastique des os* (*Arch. de Phys.* 1875), les fibres élastiques, déjà signalées par J. Wolff, seraient particulièrement abondantes dans les os longs des oiseaux.

(2) Voy. Ollier : *De la production artificielle des os, au moyen de la transplantation du périoste, et des greffes osseuses*, Paris 1859, et Reinhold-Buchholz, *Einige Versuche über künstliche Knochenbildung*, *Virchow's Arch.* 1863.

4° *Formation de la cavité médullaire des os longs.*

En même temps que l'os s'accroît en longueur et en épaisseur par apposition de couches nouvelles à sa surface, il se fait dans ses parties centrales une usure progressive des lamelles osseuses qui finissent par disparaître, sans que nous puissions nous rendre compte du mécanisme intime de ce phénomène. La résorption modelante porte d'abord sur les lamelles de l'os enchondral, puis elle entame les couches osseuses périostiques qui sont remplacées au fur et à mesure par du tissu médullaire. Ainsi se forme, au centre de la diaphyse des os longs, une cavité cylindrique de diamètre variable en continuité à ses deux extrémités avec les aréoles médullaires du tissu spongieux des épiphyses.

Quant aux lamelles osseuses qui tapissent la face interne de ce canal médullaire, et qui sont d'ailleurs fort minces (système de lamelles internes), elles paraissent résulter de dépôts osseux postérieurs à la résorption des couches centrales. L'absence de fibres de Sharpey dans leur épaisseur tendrait à les rapprocher des lamelles concentriques qui composent les systèmes de Havers (1).

(1) On a pu ainsi (M. Ranvier) grouper les lamelles osseuses de la diaphyse des os longs en deux systèmes : *a, système périostique* comprenant : 1° les lamelles concentriques externes ; 2° les lamelles intermédiaires, et *b, système médullaire* comprenant : 1° les lamelles des systèmes de Havers : 2° les lamelles concentriques internes.

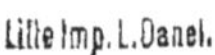

Lille Imp. L. Danel.

Lille Imp. L. Danel.

www.ingramcontent.com/pod-product-compliance
Ingram Content Group UK Ltd.
Pitfield, Milton Keynes, MK11 3LW, UK
UKHW012307240726
13966UKWH00004B/1707

9 782012 473133